BEI GRIN MACHT SICH IHR WISSEN BEZAHLT

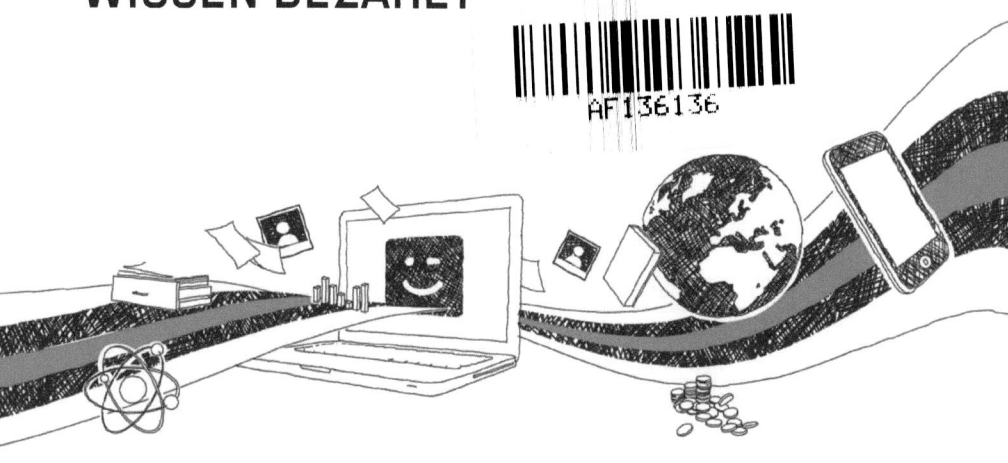

- Wir veröffentlichen Ihre Hausarbeit, Bachelor- und Masterarbeit

- Ihr eigenes eBook und Buch - weltweit in allen wichtigen Shops

- Verdienen Sie an jedem Verkauf

Jetzt bei www.GRIN.com hochladen und kostenlos publizieren

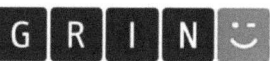

Erstellung eines Trainingsplans zum Muskelaufbau. Diagnose, Krafttestung, Zielsetzung, Makro- und Mesozyklus

Maximilian Wagner

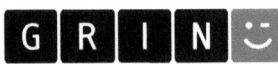

Bibliografische Information der Deutschen Nationalbibliothek:

Die Deutsche Nationalbibliothek verzeichnet diese Publikation in der Deutschen Nationalbibliografie; detaillierte bibliografische Daten sind im Internet über http://dnb.d-nb.de abrufbar.

ISBN: 9783346444622
Dieses Buch ist auch als E-Book erhältlich.

Druck und Bindung: Books on Demand GmbH, Norderstedt Germany
Gedruckt auf säurefreiem Papier aus verantwortungsvollen Quellen

Das vorliegende Werk wurde sorgfältig erarbeitet. Dennoch übernehmen Autoren und Verlag für die Richtigkeit von Angaben, Hinweisen, Links und Ratschlägen sowie eventuelle Druckfehler keine Haftung.

Das Buch bei GRIN: https://www.grin.com/document/1033429

Deutsche Hochschule für
Prävention und Gesundheitsmanagement

Einsendeaufgabe

Fachmodul:	Trainingslehre I
Studiengang:	BA Fitnessökonomie
Datum **Präsenzphase:**	06.04.2021 – 09.04.2021
Studienort:	**Frankfurt**
Semester:	**WS 20/21**

Inhaltsverzeichnis

1   Diagnose

Mit Hilfe eines Eingangsgespräches und Eingangstests werden wichtige Daten über den Trainierenden gewonnen. So kann bei der Erstellung des Trainingsplans auf die individuellen Wünsche und Möglichkeiten des Kunden eingegangen werden.

1.1   Allgemeine und biometrische Daten

Die zur Erstellung des Trainingsplans relevanten Daten sind in den folgenden Tabellen dargestellt.

Tabelle 1: Allgemeine Daten

Name, Vorname	Mustermann, Max
Alter	23 Jahre
Geschlecht	Männlich
Körpergröße	1,83 m
Gewicht	69 Kg
Trainingsmotive / Wünsche	-Zunahme an Muskelmasse -Kraft in den Beinen und Rücken verbessern -Optische Aspekte
Berufliche Tätigkeit	BA Student Fachrichtung BWL
Trainingshäufigkeit	Dreimal die Woche jeweils eine Stunde
Sportliche Tätigkeit /Vorkenntnisse	Der Trainierende spielt seit seinem achten Lebensjahr Fußball im Verein auf Amateurniveau (2-3-mal die Woche). Diesem Hobby konnte er aber seit ca. einem Jahr, der Coronapandemie geschuldet, nicht mehr nachgehen. Dafür geht er, einmal in der Woche joggen und versucht sich zu Hause mit „Homeworkouts" fit zu halten. Vorkenntnisse im Fitnessstudio hat er keine.
Leistungsstufe	Trotz der einjährigen Pause im Fußball Training würde ich den Probanden als sportlich einschätzen. Diese Einschätzung teilt der Proband. Nach eigenen Angaben liegen keine Beschwerden beim Training zu Hause vor.
Vorerkrankungen	Es sind keine Vorerkrankungen bekannt

Einnahme von Me-dikamenten	Keine regelmäßige Einnahme von Medikamenten

Tabelle 2: Biometrische Daten

	Gemessene Werte	wissenschaftliche Norm-wert
Blutdruck	118/74 mmHg	>120/80 mmHg
Ruhepuls	65 Schläge/Minute	60-80 Schläge/Minute
Body-Mass-Index (BMI)	20,60	18,5 – 24,9

Anhand der gemessenen Werte im Vergleich zu den wissenschaftlichen Normwerten kann man von einer gesunden Person sprechen. Blutdruck, Ruhepuls sowie der Body-Mass-Index liegen innerhalb der wissenschaftlichen Normwerte.

Da auch keine sonstige Erkrankung vorliegt, gehe ich in der späteren Trainingsplanung davon aus, dass der Proband vollständig belastbar ist.

1.2 Krafttestung

Um eine möglichst optimale Trainingsintensität zu bestimmen, ist es für die Erstellung des Trainingsplans wichtig, vorab eine Krafttestung bei dem Kunden durchzuführen. Hierbei habe ich mich für den Mehrwiederholungskrafttest (X-RM-Test) entschieden. Dieser eignet sich besonders gut, da dem Probanden für seine Zielsetzung, der Zunahme von Muskelmasse, das Hypertrophietraining zu empfehlen ist. Hierbei sind pro Satz zwischen 8-12 Wiederholungen vorgesehen.

Im ersten Schritt und vor dem eigentlichen Beginn des Mehrwiederholungskrafttest, muss sich die Testperson aufwärmen. Dies dient vor allem um Verletzungen vorzubeugen und den Körper auf die anstehende Belastung vorzubereiten. Zunächst findet, fünf bis sieben Minuten lang, ein allgemeines Aufwärmen statt. Dabei werden die großen Muskelgruppen erwärmt. Hier ist es der Testperson freigestellt, ob sie sich auf dem Crosstrainer, Laufband oder Fahrrad aufwärmen möchte. Anschließend geht es in das spezielle Aufwärmen über, hier wird ein sogenannter Aufwärmsatz zur Erwärmung genutzt. Dabei wird die jeweilige Testübung mit 50% des geschätzten Zwölfwiederholungsmaximums Gewicht durchgeführt. (Gail, 2015).

Anschließend wird der erste Testsatz absolviert. Für diesen habe ich mich für folgende Übungen an Geräten entschieden: „Beinpresse", „Beinbeuger", „Latzug zur Brust", „Ruderzug", „Brustpresse" und „Butterfly". Ich habe mich für diese Übungen entschieden, weil der Kunde insbesondere im 1. Mesozyklus mit diesen Übungen trainieren soll. In Anlehnung an den zu erstellenden Trainingsplan und dem Ziel des Hypertrophietrainings werden für jede Übung 12 Wiederholungen getestet mit drei Minuten Pause zwischen den Übungen. Bei der Ermittlung des richtigen Gewichtes ist darauf zu achten, dass die 12. Wiederholung gerade so noch sauber ausgeführt werden kann, eine 13. Wiederholung aber nicht mehr möglich ist. Falls das Gewicht zu leicht oder zu schwer ist, wird nach dem subjektiven Empfinden des Trainierenden das Gewicht erhöht oder verringert. Nach Möglichkeit sollten nicht mehr als drei Testdurchläufe durchgeführt werden, da die Muskulatur sonst zu ermüdet ist und das Testergebnis so verfälscht wird.

Tabelle 3: Mehrwiederholungskrafttest

	1.Testversuch	2.Testversuch	3.Testveruch	Trainingsgewicht
Beinpresse	60 Kg	70 Kg	75 Kg	**75 Kg**
Beinbeuger	25 Kg	30 Kg	-	**30 Kg**
Latzug	25 Kg	35 Kg	-	**35 Kg**
Rudern	20 Kg	30 Kg	-	**30 Kg**
Brustpresse	25 Kg	30 Kg	-	**30 Kg**
Butterfly*	4/4 Kg	6/6 Kg		**6/6 Kg**
* Die Übung Butterfly wurde an einem Kabelzug mit zwei Griffen durchgeführt. Die Kg-Angabe 6/6 Kg bedeutet, dass 6 Kg pro Seite eingestellt waren.				

Mit den ermittelten Trainingsgewichten kann nun ein Trainingsplan für den ersten Mesozyklus erstellte werden.

Anhand der Testversuche konnte ich feststellen, dass der Proband grundsätzlich schon in einem trainierten Zustand ist. Obwohl er noch keine Erfahrungen mit dem Kraftsport im Fitnessstudio hat, konnte er nach kurzer Anweisung, alle Übungen an den geführten Geräten korrekt ausführen. Des Weiteren sind während den Testversuchen keine motorischen Probleme oder Schmerzen bei der Ausführung der Übungen aufgetreten, sodass der Kunde voll belastbar ist.

Die Testergebnisse an Beinbeuger, Latzug und Ruderzug sind etwas schwächer ausgefallen, als meine Erwartungen waren. Die Ergebnisse an der Brustpresse und Beinpresse lagen über meiner Einschätzung. Dies könnte an den Trainingsformen liegen, die der Trainierende bei seinen „Homeworkouts" gewählt hat. Ein Vorteil des Tests ist es, dass er in Zukunft wiederholt werden kann und somit ein Trainingsfortschritt gut zu erkennen sein wird. Vor allem an Beinbeuger, Latzug und Ruderzug gehe ich von einem größeren Trainingserfolg aus, den man gut zu Motivationszwecken zu einem späteren Zeitpunkt nutzen kann, falls nötig.

2 Zielsetzung/Prognose

Um überhaupt die richtigen Trainingsinhalte und -methoden wählen zu können, ist es unabdingbar die Trainingsziele vorab klar zu definieren. Dies ist natürlich für den Trainierenden selbst, aber auch für den Trainer sehr wichtig (Ferrauti et al., 2020, S.25/26).

Die vom Probanden geäußerten Ziele und Wünsche halte ich grundsätzlich für realistisch und umsetzbar. Beim ersten Ziel, der Gewichtszunahme, spielt die Ernährung natürlich auch eine wichtige Rolle, auf die im Rahmen dieses Trainingsplans aber nicht weiter eingegangen wird. Durch regelmäßiges Training und befolgen des Trainingsplans, gehe ich von eine Gewichtzunahme von etwa einem Kg pro Monat aus.

Auch den Wunsch zur Kräftigung der Rückenmuskulatur wurde übernommen und eine Gewichtssteigerung des Trainingsgewicht von 5 Kg nach einem Monat als Ziel festgelegt.

Aufgrund der im Testverfahren gewonnenen Erkenntnissen habe ich das Ziel der Kräftigung der Beinmuskulatur auf die Kräftigung der Beinbeugermuskulatur (ischiocrurale Musikgruppe) für den Anfang isoliert, da hier die Testergebnis im Vergleich zur gesamten Beinmuskulatur etwas schwächer ausgefallen sind.

Dem Vorschlag, die Kraftausdauer und Koordination aufgrund seines Hobbies, dem Fussbal, zu verbessern, wurde vom Kunden widersprochen, da er keine Ambitionen hat in einer höheren Liga zu spielen. Im Gegenteil, er ist sich noch nicht sicher, wie intensiv er sein Hobby nach der Corona bedingten Zwangspause weiterhin nach gehen möchte.

Tabelle 4: Ziele

Ziel	Inhalt	Ausmaß	Zeit
1.	Zunahme an Muskelmasse und damit verbundener Anstieg des BMI	3 Kg Muskelmasse aufbauen, sodass sich das Körpergewicht auf 72 Kg erhöht, was einen Anstieg des BMI von 20,6 auf 21,5 mit sich bringt.	3 Monate
2.	Kräftigung der Rückenmuskulatur	5 Kg Gewichtssteigerung an Lat- und Ruderzug für 12 Wiederholungen	1 Monat
3.	Kräftigung der Beinmuskulatur	5 Kg Gewichtssteigerung am Beinbeuger für 12 Wiederholungen	1 Monat

3 Trainingsplanung Makrozyklus

Als Makrozyklus versteht man die Festlegung einer längeren Entwicklungsphase, die sich über einen bis mehrere Monate zieht (Ferrauti et al., 2020, S.43).

Tabelle 5: Makrozyklus

Makrozyklus (6 Monate bzw. 24 Wochen)				
	1.Mesozyklus (6 Wochen)	2.Mesozyklus (6 Wochen)	3.Mesozyklus (6 Wochen)	4.Mesozyklus (6 Wochen)
Trainingsziel	Muskelaufbau	Muskelaufbau	Muskelaufbau	Maximalkraft
Trainingsmethode	ILB-Methode	ILB-Methode	ILB-Methode	ILB-Methode
Trainingseinheiten / Woche	3 x /Woche	3 x /Woche	3 x /Woche	3 x /Woche
Organisationsform	Ganzkörpertraining	Ganzkörpertraining	Ganzkörpertraining	Splitttraining
Übungen / Muskelgruppe	1-2	1-2	1-2	
Sätze / Übung	3	3	3	3
Satzpause	90 Sekunden	90 Sekunden	90 Sekunden	90 Sekunden

Wiederho-lungszahl	12	12	12	6
Intensität	60 - 80%	60 - 80%	60 - 80%	80-100%
Bewegungs-tempo	2-0-2	2-0-2	2-0-2	2-0-2

Der Makrozyklus beschreibt die allgemeine zeitliche Struktur und die Veränderung der Inhalte während des gesamten Trainingsprozesses (Schüle, 2012, S.246).

Als Krafttrainingsmethode habe ich mich für die Individuelle-Leistungsbild-Methode entschieden. Diese baut auf dem Mehrwiederholungskrafttest auf und erlaubt es, im Laufe des Makrozyklus je nach Trainingsfortschritt, eine Anpassung der Belastungsparameter. Dem entsprechen wurde der Kunde in das Grobraster der ILB-Methode eingeteilt und als „Geübter" eingestuft (Eifler, 2013, S.74). Dabei habe ich in der Zuteilung der Zeitstufe das jahrelange Fußball Training gedanklich außen vorgelassen und bin von dem etwa einjährigen Training zu Hause und dem wöchentlichen joggen ausgegangen.

Passend zu der Einstufung im Grobraster sind die drei Trainingseinheiten pro Woche, die der Proband für seine Training zur Verfügung hat.

Wie in Kapitel 2 schon erwähnt ist das Hauptziel des Trainierenden der Muskelaufbau, um dies zu verwirklich wird im Hypertrophie Bereich, also 8 bis 12 Wiederholungen, trainiert (Friedmann, 2009, S. 86). Dazu sind in diesem Trainingsplan pro Satz zwölf Wiederholungen der Übungen vorgesehen. Im ersten Mesozyklus sind drei Sätze pro Übung eingeplant mit jeweils 90 Sekunden Pause zwischen den Sätzen. Je Muskelgruppe sind ein bis zwei Übungen geplant. Dies kann im Laufe der Zeit und in Bezug auf den Trainingsfortschritt variiert werden. Die Intensität der Übungen, soll je Mesozyklus von 60% auf 80 % gesteigert werden. Als Bewegungstempo ist der klassische Wert von 2-0-2 Sekunden eingeplant. Das heißt zwei Sekunde in der konzentrischen Bewegungsphase, keine verharren in der statischen Haltephase und zwei Sekunden in der exzentrischen Bewegungsphase der jeweiligen Übung.

Aufgrund der drei Trainingseinheiten, die pro Woche eingeplant sind, wäre ein Splittraining grundsätzlich möglich. Da der Proband allerdings Anfänger ist, was das Krafttraining im Fitnessstudio angeht und es ihm hauptsächlich um einen allgemeinen Muskelaufbau geht, habe ich mich in den ersten drei Mesozyklen für die Organisationsform eines Ganzkörpertrainings als Stationstraining entschieden. Hierbei werden erst alle Belastungsserien für einen Muskel oder Muskelgruppe hintereinander durchgeführt und erst danach mit einem anderen Bewegungsmuster weiter trainiert (Hüter, 2011, S.321). Gegen

Ende des Trainingszyklus, im letzten Mesozyklus, soll dann in ein Maximalkrafttraining mit Splittraining übergegangen werden, um hier verstärkt den Fokus auf das zweite Ziel, die Stärkung der Bein- und Rückenmuskulatur, zu richten.

4 Trainingsplanung Mesozyklus

Anders als beim Makrozyklus wird beim Mesozyklus die Entwicklungsphase über mehrere Wochen Festgelegt (Ferrauti et al., 2020, S.43).

Tabelle 6: Mesozyklus

Dauer des Mesozyklus: 6 Wochen							
Trainingsziel: Muskelaufbau							
Trainingseinheiten pro Woche: 3 Trainingseinheiten							
Organisationsform: Ganzkörpertraining							
Übung pro Muskelgruppe: 1-2							
Sätze pro Übung: 3							
Bewegungstempo: 2-0-2							
Satzpause: 90 Sekunden							
Übungen	Wdh.	Intensität Woche 1	Intensität Woche 2	Intensität Woche 3	Intensität Woche 4	Intensität Woche 5	Intensität Woche 6
Bein-presse	12	60%	65%	70%	75%	80%	80%
Bein-beuger	12	60%	65%	70%	75%	80%	80%
Brust-presse	12	60%	65%	70%	75%	80%	80%
Butter-fly	12	60%	65%	70%	75%	80%	80%
Latzug	12	60%	65%	70%	75%	80%	80%
Ruder-zug	12	60%	65%	70%	75%	80%	80%

Wie in Kapitel 1 schon erwähnt handelt es sich bei den Übungen im 1. Mesozyklus um die Übungen, mit denen auch die Krafttestung absolviert wurde. Diese Übungen eignen aus meiner Sicht für den Trainierenden gut, da er als Krafttrainingsanfänger im Fitness-studio, diese Übungen hauptsächlich an geführten Geräten ausüben kann. Die Vorteile an Maschinengeführten Übungen liegen für einen Anfänger insbesondere in der Führung der Bewegung. Dadurch sind die verschiedenen Übungen und Bewegungsabläufe schneller zu erlernen, was zu schnelleren Erfolgserlebnissen führt. Dies ist vor allem zu Beginn des Trainings wichtig. Außerdem wird die Verletzungsgefahr durch die geführten Bewegun-gen verringert und bei einsetzendem Trainingsfortschritt kann die Intensität sehr gut und individuell durch zusätzliches Gewicht gesteigert werden. In einem späteren Mesozyklus sind auch freie Übungen denkbar und geplant.

Bis auf den „Beinbeuger", sind die Übungen auf eine mehrgelenkige Bewegungsausfüh-rung ausgelegt. Das hat zum Vorteil, dass der ganze Körper bzw. größere Teile des Kör-pers mit einer Übung trainiert werde (Deutsche Fitnesslehrer Vereiningung e.V). Das passt gut zu dem Ziel des allgemeinen Muskelaufbaus am ganzen Körper.

Insgesamt wurden sechs Übungen ausgewählt mit jeweils drei Sätzen á zwölf Wiederho-lungen. Bei einer Ausführungsgeschwindigkeit von vier Sekunden (2-0-2) pro Wiederho-lung, Satzpausen von 90 Sekunden und einer Pause beim Gerätewechsel von etwa 180 Sekunden kommt man so auf etwa 51 Minuten Trainingszeit. Dies passt gut in die, vom Kunden eingeplante Zeit.

Im Folgenden sind die ausgewählten Übungen beschrieben und begründet:

Tabelle 7: Beinpresse

Beinpresse	
Beanspruchte Muskeln	- musculus quadrizeps femoris - musculus biceps femoris - musculus gluteus maximus
Ein- oder Mehrgelenkig	mehrgelenkig
Ausführung	Sitzend, Füße sind parallel auf der Fußblatte etwa Hüftbreit positio-niert. Hüft- und Kniegelenk sind unter 90 Grad gebeugt. Dann wer-den Knie- und Hüftgelenk soweit gestreckt, bis die Knie noch leicht gebeugt sind.

Begrün-dung/Nutzen	Die Beinpresse trainiert die komplette Beinmuskulatur, was optimal zu den Zielen allgemeiner Muskelaufbau und Stärkung der Beinmuskulatur passt.

Tabelle 8: Beinbeuger

Beinbeuger	
Beanspruchte Muskeln	musculus biceps femoris
Ein- oder Mehr-gelenkig	eingelenkig
Ausführung	Sitzend, Füße sind parallel auf der Fußblatte etwa Hüftbreit positioniert. Hüft- und Kniegelenk sind unter 90 Grad gebeugt. Dann werden Knie- und Hüftgelenk soweit gestreckt, bis die Knie noch leicht gebeugt sind.
Begrün-dung/Nutzen	Mit dieser Übung kann die Oberschenkelrückseite isoliert trainiert werden. Der Beinbeuger wurde vor allem gewählt, um dem Ziel der Kräftigung der Beinmuskulatur zu entsprechen und die im Vergleich zur restlichen Beinmuskulatur schwächeren musculus biceps femoris stärker zu trainieren.

Tabelle 9: Brustpresse

Brustpresse	
Beanspruchte Muskeln	Hauptmuskel: m. pectoralis major Hilfsmuskeln: m. triceps brachii m. deltoideus (pars clavicularis) m. anconaeus m. serratus anterior
Ein- oder Mehr-gelenkig	Mehrgelenkig
Ausführung	Die Sitzhöhe wird so eingestellt, dass die Griffe auf Hüfthöhe sind und die Beine mit einem 90 Grad winkel in den Knien auf dem Boden stehen. Der Rücken ist dabei aufrecht und am Rückenpolster angelegt.

	Die Griffe werden umfasst und kontrolliert nach vorne gedrückt, bis die Ellenbogen noch eine leichte Beugung haben. Beim Drücken wird ausgeatmet und beim Zurückführen der Arme eingeatmet.
Begründung/Nutzen	Nach den Beinen, ist diese Übung nun im Ganzkörpertraining für den Oberkörper. Neben der Brustmuskulatur wird hier noch Trizeps und die vordere Schulter trainiert. Dies zielt vor allem auf die Ziele allg. Muskelaufbau und optische Aspekte ab.

Tabelle 10: Butterfly am Kabelzug

Butterfly am Kabelzug	
Beanspruchte Muskeln	Hauptmuskel: m. pectoralis major Hilfsmuskel: m. deltoideus (pars clavicularis) m. seratus anterior
Ein- oder Mehrgelenkig	Eingelenkig
Ausführung	Beide Griffe werden im neutralen Griff gehalten und man stellt sich mittig dazwischen. Nun wird mit einem Bein ein Schritt nach vorne gemacht und der Oberkörper leicht nach vorne gebeugt, der Rück bleibt trotzdem gerade. Die arme sind fast komplett ausgestreckt und werden dann über eine Rotationsbewegung in der Schulter vor dem Körper zusammengeführt. Während der Bewegung nach vorne sollte ausgeatmet werden und beim Zurückführen eingeatmet.
Begründung/Nutzen	Neben der Brustpresse, ist dies die zweite Übung für die Brustmuskulatur. Diese Übung wurde vor allem für das Ziel eine optisch Ansprechende Brust zu bekommen gewählt. Im späteren Verlauf kann durch verstellen der Griffhöhe auch die Winkel in denen die Brust trainiert werden soll verstellt werden.

Tabelle 11: Latzug

Latzug	
Beanspruchte Muskeln	Hauptmuskeln: m. latissimus dorsi m. trapezius pars ascendens m. rhomboideus minor et major

	m. teres major
	Hilfsmuskeln: m. erector spinae
	m. biceps brachii
	m. brachiailis
	m. brachioradialis
Ein- oder Mehrgelenkig	Mehrgelenkig
Ausführung	Aufrecht sitzend, Beine sind leicht geöffnet und die Füße unter den Knien. Gerade Rückenhaltung, Brustkorb aufrecht und die Schultern nach hinten unten gezogen. Der Blick geht nach vorne. Die Griffe werden im Obergriff gehalten und bis kurz über der Schulter, Richtung Brust, heruntergezogen. Die Ellenbogen verlaufen links und rechts vom Körper nach unten.
Begründung/Nutzen	Hauptaugenmerk beim Latzug liegt bei der Rückenmuskulatur. Neben verschiedenen Muskeln am rücken werden zusätzlich die Armmuskulatur trainiert. Deshalb eignet sich diese Übung besonders im Hinblick auf den allg. Muskelaufbau, Stärkung der Rückenmuskulatur und den optischen Aspekten in das hier geplant Ganzkörpertraining.

Tabelle 12: Rudern

Rudern	
Beanspruchte Muskeln	Hauptmuskeln: m. latissimus dorsi
	m. deltoideus pars clavicularis
	m. trapezius
	m. rhomboideus minor et major
	m. infraspinatus
	Hilfsmuskeln: m. biceps brachii
	m. brachiailis
Ein- oder Mehrgelenkig	Mehrgelenkig
Ausführung	Stabil sitzend mit geradem Rücken, Füße sind etwa Hüftbreit positioniert und die Schultern nach hinten unten gezogen. Die Sitzhöhe ist so einzustellen, dass die Brust die ganze Übung über das Brustpolster berührt. Die Griffe

	werden mit leicht gebeugten Ellenbogen gegriffen und dann zum Körper gezogen, sodass die Ellenbogen seitlich am Körper vorbeiziehen und beide Schulterblätter zur Wirbelsäule gezogen werden.
Begründung/Nutzen	Neben dem Latzug ist auch das Rudern eine Übung die Hauptsächlich die Rückenmuskulatur trainiert und so zum allg. Muskelaufbau und zur Stärkung der Rückenmuskulatur gut geeignet ist. Außerdem wird der Bizeps trainiert, was einen optischen Effekt habe soll.

5 Literaturrecherche

5.1 Umsetzung leistungssportlicher Prinzipien in der Osteoporose-Prophylaxe - Zusammenfassende Ergebnisse der Erlanger Fitness und Osteoporose Präventions- Studie (EFOPS)

Tabelle 13: Literaturrecherche 1

Wer hat die Studie durchgeführt	Prof. Dr. Wolfgang Kemmler Dr. Simon von Stengel Dirk Lauber Jürgen Weineck Prof Dr. Willi A. Kalender Prof. Klaus Engelke
Publikation	Deutsche Zeitschrift für Sportmedizin - Jahrgang 58, Nr.12 (2007)
Forschungsfrage	Untersuchung des Effekts eines fünfjährigen Trainingsprogramms auf die Knochendichte unterschiedlicher Körperregionen bei früh-postmenopausalen osteopenischen Frauen
Versuchspersonen	Insgesamt 137 frühpostmenopausale Frauen - 86 Frauen im Alter von 55,1 ± 3,3 Jahren, die ein körperlich intensives Training durchführten. - 51 Frauen im Alter von 55,8 ± 3,1 Jahren, die als nicht trainierende Kontrollgruppe dienten. Ausgeschlossen von der Studie wurden Frauen, die Medikamente einnehmen oder Vorerkrankungen hatten.

Versuchs- aufbau	Insgesamt wurde die Studie über fünf Jahre geführt. In den ersten drei Jahren trainierten die Personen aus der Trainingsgruppe zweimal pro Woche gemeinsam und zweimal zu Hause. Zusätzlich wurde nach einer Ernährungsanalyse durch Kalzium- und Cholecalciferolgabe sicherge-stellt, dass alle Personen genügend Kalzium und Vitamin D zu sich nehmen. Die zwei gemeinsamen Trainingseinheiten wurden an zwei nicht aufeinander folgenden Tagen durchgeführt. Neben einer Ausdauersequenz und Sprungsequenz lag der Schwerpunkt der Trainings Einheiten auf einer Kraftsequenz. Diese wurde in den ersten drei Jahren je einmal Geräteabhängig sowie einmal Geräte unabhängig absolviert. Das gerätege-stützte Krafttraining bestand grundsätzlich aus 13 Übungen für alle großen Muskelgruppen. Nach einer siebenmonatigen Einführungsphase wurde das Training dahin gehend verändert, dass ein regelmäßiger Wechsel zwischen einer zwölfwöchigen linear und nicht linear periodi-sierten hochintensiven Belastungsphasen stattfand. Die geräteunabhän-gigen Trainingseinheiten verliefen nach dem gleichen Trainingsmodus. Nach dem dritten Studienjahr trainierten die Teilnehmer pro Woche dreimal gemeinsam und einmal zu Hause. Dabei wurde die geräteunab-hängige Trainingseinheit durch eine weitere geräteabhängige Einheit er-setzt und die dritte gemeinsame Einheit entsprach eine funktionsgym-nastischen Trainingsform. Des Weiteren wurde die trainierende Gruppe für das vierte und fünfte Studienjahr nochmals Unterteilt. Eine Gruppe trainierte mit explosiver Bewegungsausführung der Übungen, die an-dere mit betont langsamer Bewegungsausführung.
Ergeb- nis/Schluss- folgerung	Nach der dreijährigen Trainingsphase zeigte sich ein Unterschied der Knochendichte zwischen der Trainings- und Kontrollgruppe vor allem an der LWS und am proximalen Femur. - Unterschied an der LWS (DXA: 0,4 % vs. -2,8%; QCT trabeku-lärer VOI: 1,0 vs. -7,6%) - Unterschied am proximalen Femur (DXA: -0,5% vs. -1,9%) Am distalen Unterarm wurden kaum Unterschiede zwischen den zwei Gruppen festgestellt. Hier konnte man eine Reduktion der Knochen-dichte von etwa 4% festgestellt werden.

Nach dem vierten und fünften Jahr, in denen vor allem die Auswirkung der Bewegungsgeschwindigkeit auf den Knochen untersucht wurde, konnte nur für die LWS-Region ein Unterschied festgestellt werden. Bei der schnell trainierenden Gruppe wurde eine Abnahme der Knochendichte von 0,3 % festgestellt und bei der langsam trainierenden Gruppe eine Reduktion von 2,4 %.

Die Studie zeigt, dass ein intensives und leistungssportlich ausgerichtetes Training einen positiven Effekt auf die Knochendichte bei Frauen im Alter von 55,1 ± 3,3 Jahren hat.

5.2 Krafttraining an konventionellen bzw. oszillierenden Geräten und Wirbelsäulengymnastik in der Prävention der Osteoporose bei postmenopausalen Frauen

Tabelle 14: Literaturrecherche 2

Wer hat die Studie durchgeführt	Dr. Monika Siegrist Dr. phil. Christoph Lammel Prof. Dr. med. Dieter Jeschke
Publikation	Deutsche Zeitschrift für Sportmedizin - Jahrgang 57, Nr.7/8 (2006)
Forschungsfrage/ Problemstellung	Untersuchung der Effekte verschiedener Trainingsprogramme auf Knochen, Muskelkraft, dynamische Leistungsfähigkeit sowie Befindlichkeit
Versuchspersonen	Insgesamt 69 postmenopausale Frauen. Voraussetzung waren das Alter (50-70) Jahre, das Vorliegen der Menopause (min. zwei Jahre nach der letzten Menstruation) und ein BMI zwischen 18 und 30 Kg/ m². Ausgeschlossen von der Studie wurden Frauen, mit einer Erkrankung, die Auswirkung auf den Knochenstoffwechsel oder Trainingsfähigkeit hat und Frauen die Medikamente mit Einfluss auf den Knochenstoffwechsel einnehmen. Frauen die weniger als 40 Wochen trainierten wurden von der Auswertung ebenfalls ausgeschlossen

Versuchsaufbau der Studie	Die Studie ging über einen Zeitraum von 12 Monaten. Zu Beginn wurde eine Anamnese und klinische Untersuchung an den Teilnehmerinnen durchgeführt. Hierbei wurden eine Fahrradergometrie, eine Osteodensitometrie, eine Kraftmessung und eine Befindlichkeitsmessung durchgeführt. Außerdem wurde zu Beginn der Studie und nach einem halben Jahr die Alltagsaktivität und der Trainingsstatus dokumentiert. Grundsätzlich führten alle Probandinnen zweimal in der Woche eine Wirbelsäulengymnastik Einheit aus. Per Los wurden die Teilnehmerinnen dann in drei Trainingsgruppen eingeteilt, von denen zwei Gruppen neben der Wirbelsäulengymnastik noch konventionelles Krafttraining bzw. Krafttraining mit Vibrationsgeräten absolvierten: - 20 Frauen nur Wirbelsäulengymnastik - 26 Frauen Wirbelsäulengymnastik + Krafttraining - 23 Frauen Wirbelsäulengymnastik + Vibrationsplattform
Ergebnis/Schlussfolgerung	Beim Vergleich, nach 12 Monaten, der Gruppen untereinander wurde ersichtlich, dass an der Lendenwirbelsäule keiner Unterschiede des Knochenmineralgehaltes bzw. der flächenbezogenen Knochendichte gab. Auch innerhalb der Gruppen, konnten keine Veränderungen festgestellt werden. Am Oberschenkelhals hingegen, zeigt die Studie eine Zunahme der Knochenfläche von $5,088\pm0,598$ auf $5,154\pm0,605$ cm² bei der Gruppe, die konventionelles Krafttraining betrieben hat. Beide Krafttrainingsformen hatte eine Steigerung der der maximalen dynamischen Kraft der Beinstrecker (konventionelles Krafttraining: + 50%; Vibrationsplattform: +54%) und Armbeuger (konventionelles Krafttraining: +24%; Vibrationsplattform: +17%) zur Folge. Fahrradergometrisch war eine Zunahme der relativen Maximalleistung durch konventionelles Krafttraining um +8 % und durch Wirbelsäulengymnastik um +6 % festzustellen. Schmerzen und Wohlbefinden besserten sich durch Wirbelsäulengymnastik am besten. Im Rahmen der Osteoporose-Prävention kann eine Wirbelsäulengymnastik Kraft und Befinden verbessern. Das Vibrationstraining mit Zusatzgewichten bewirkt primär eine Kraftzunahme. Verbesserungen von Kraft und Knochenstruktur sind durch Krafttraining erreichbar.

6 Literaturverzeichnis

Deutsche Fitnesslehrer Vereinigung e.v. *Mehrgelenkige Übungen.* Lexikoneintrag im Internet. Zugriff am 22.04.2021. Verfügbar unter https://www.dflv.de/mehrgelenkige-uebungen.html

Eifler, C. (2013). *Empirische Überprüfung der Effekte verschiedener Ansätze zur Intensitätssteuerung im fitnessorientierten Krafttraining.* Dissertation. Universität des Saarlandes, Saarbrücken

Ferrauti, A. (Hrsg.), Hanakam, F., Fett, J., Raasch, K., Schneider, C., Remmert, H. et al, (2020). *Trainingswissenschaft für die Sportpraxis. Lehrbuch für Studium, Ausbildung und Unterricht im Sport.* Berlin: Springer-Verlag GmbH

Friedmann, K. (2009). *Trainingslehre. Sporttheorie für die Schule* (2. Überarbeitete Auflage). Pfullingen: promos Verlag GmbH

Gail, S. (2015) Verfahren zur Kraftdiagnostik im Gesundheits- und Fitnesssport. *Prävention und Gesundheitsförderung, 3,* 235-238

Hüter-Becker, A. & Dölken, M. (Hrsg.). (2011). *Biomechanik, Bewegungslehre, Leistungsphysiologie, Trainingslehre* (2. Auflage). Stuttgart: Georg Thieme Verlag KG

Kemmler, W., von Stengel, S., Lauber, D., Weineck, J., Kalender, WA., Engelke, K. (2007). Umsetzung leistungssportlicher Prinzipien in der Osteoporose-Prophylaxe - Zusammenfassende Ergebnisse der Erlanger Fitness und Osteoporose Präventions- Studie (EFOPS). *Deutsche Zeitschrift für Sportmedizin.* 58 (12), 472-432

Schüle, K. (Hrsg.), Huber, G. (Hrsg.), Baldus, A., Beden, M., Brüggemann, S., Deimel, H. et al, (2012). *Grundlagen der Sport- und Bewegungstherapie. Prävention, ambulante und stationäre Rehabilitation* (3. Vollständig überarbeitete und erweiterte Auflage). Köln: Deutscher Ärzte- Verlag

Sigrist, M., Lammel, C, Jeschke, D. (2006). Krafttraining an konventionellen bzw. oszillierenden Geräten und Wirbelsäulengymnastik in der Prävention der Osteoporose bei postmenopausalen Frauen. *Deutsche Zeitschrift für Sportmedizin.* 57 (7/8), 182-188

7 Tabellenverzeichnis

7.1 Tabellenverzeichnis

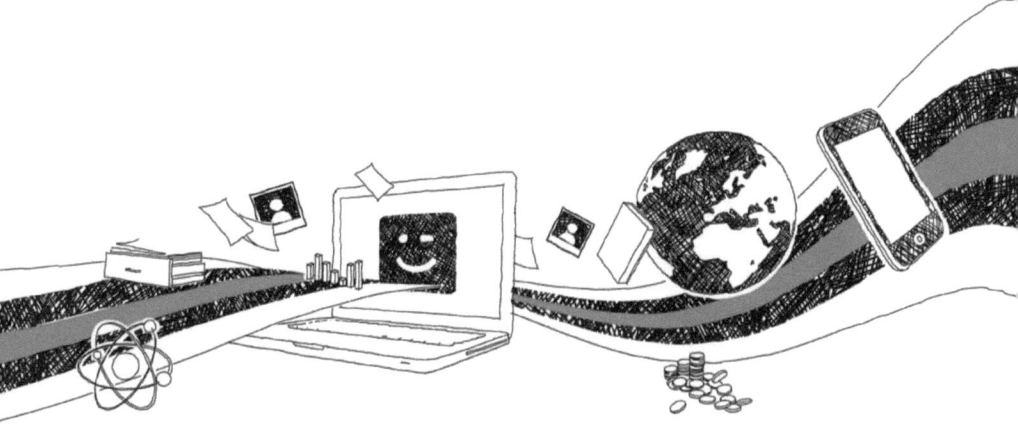
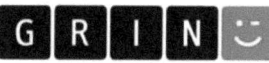